MÉMOIRES

———

HYGIÈNE ALIMENTAIRE DE L'ENFANCE

LE LAIT MATERNISÉ, RECHERCHES ET RÉSULTATS CLINIQUES

par le D^r Al. Boissard,

Accoucheur-adjoint à la Maternité,
Médecin en chef à l'Asile municipal Ledru-Rollin.

———

En faisant connaître (1) le lait maternisé, j'ai promis de publier les résultats cliniques que j'obtiendrais par l'usage de ce nouveau mode d'alimentation du nouveau-né ; je viens donc, fidèle à ma promesse, donner les résultats des recherches que je poursuis depuis plus d'un an à l'asile Ledru-Rollin, où sont reçues les nouvelles accouchées avec leurs enfants.

Je n'ai plus à revenir sur le mode de préparation de ce lait dont la caséine est ramenée par le procédé du Dr Gærtner, de Vienne, à la même proportion que celle que donne l'analyse du lait de femme, soit 1 gr. 7 au lieu de 3 gr. 6 que contient le lait de vache.

(1) De l'alimentation des nouveau-nés par le lait maternisé, in *France Médicale*, 10 août 1895.

Le lait maternisé dont il est fait usage à l'asile Ledru-Rollin provient de la ferme d'Arcy-en-Brie, et est envoyé une fois par semaine, par demi-bouteilles cachetées et plombées, c'est-à-dire que pendant ce laps de temps sa conservation est assurée, même pendant les chaleurs; celui qui a été à même de constater l'outillage perfectionné qui est employé et les soins qui sont apportés à la ferme d'Arcy ne peut pas être surpris de ce résultat; j'estime néanmoins qu'il est toujours nécessaire, avant de déboucher une bouteille, de s'assurer, par l'épreuve du marteau d'eau, que le vide s'est complètement maintenu, et par la dégustation, que le lait n'a aucune odeur.

M. Nicolas, propriétaire de la ferme d'Arcy, insiste avec raison sur la nécessité, après avoir réchauffé le lait en plongeant le flacon dans de l'eau à 38°, de l'agiter, de le brasser pour ainsi dire pendant quelques minutes avant d'en faire usage, afin d'obtenir un liquide homogène par le mélange du petit-lait et des particules de beurre et de caséine; sans cette précaution, on risquerait de donner au nouveau-né, soit un liquide trop pauvre en albuminoïdes, soit au contraire trop riche, ce qui, dans l'une ou l'autre alternative, provoquerait des troubles gastro-intestinaux.

Ces recherches ne font que confirmer mes premiers résultats, à savoir que les garde-robes ne renferment pas de grumeaux de caséine non digérée, qu'il n'y a ni constipation, ni vomissements, et que les selles ont peu ou pas d'odeur, l'assimilation se faisant aussi intégralement que possible

Pour comparer les résultats que je devais obtenir, et porter un jugement, sinon définitif, du moins aussi exact que possible, j'ai divisé les enfants soumis à mes soins et à mon observation en 5 groupes :

1° Enfants mis exclusivement au sein de la mère.

2° Enfants mis à l'allaitement mixte, lait de la mère et lait stérilisé.

3° Enfants mis à l'allaitement mixte, lait de la mère et lait maternisé.

4° Enfants mis à l'allaitement artificiel, lait stérilisé et lait maternisé.

5° Enfants mis exclusivement au lait maternisé.

1° Enfants mis exclusivement au sein de la mère.

Je ne pense pas que le lait maternisé puisse et doive remplacer le lait de la mère, et il me semble inutile d'affirmer encore une fois de plus mes opinions bien connues sur la nécessité de l'allaitement maternel des nouveau-nés pendant les 5 ou 6 premiers mois; ces opinions sont également celles du Dr Budin, qui surveille avec un soin tout particulier l'allaitement des nouveaunés par leurs mères, et qui insiste de toute son autorité pour que les femmes nourrissent leurs enfants pendant les premiers mois.

A l'asile Ledru-Rollin, comme à la Maternité, chaque fois que la chose est possible, c'est-à-dire chaque fois que la mère a du lait en quantité suffisante, l'enfant est mis exclusivement au sein; ces cas sont les plus nombreux, et ce sont eux qui donnent les meilleurs résultats; quand la mère est bonne nourrice, les graphiques des pesées ne laissent rien à désirer, et l'état des enfants est absolument satisfaisant sous le rapport des fonctions digestives; je ne crois pas nécessaire de rapporter ici quelques graphiques qui ne feraient que double emploi, en corroborant ceux obtenus à la Maternité par le Dr Budin; l'allaitement maternel est donc le mode d'alimentation de choix; malheureusement, comme il n'est pas toujours possible, il faut alors se tourner d'un autre côté, en s'adressant à un autre mode d'alimentation.

2° Enfants mis à l'allaitement mixte, lait de la mère et lait stérilisé.

Quand la mère n'a pas assez de lait, ou ne peut donner dans les 24 heures le nombre de tétées suffisantes, on vient au secours du nouveau-né en adjoignant au lait de la mère une certaine quantité de lait stérilisé, graduée suivant l'âge et le poids de l'enfant; avant de faire usage du lait maternisé, je procédais de cette façon, suivant en cela l'exemple du Dr Budin, qui obtient depuis longtemps par l'usage du lait stérilisé à domicile les résultats très favorables que tout le monde connaît; je pourrais rapporter ici un grand nombre de graphiques qui démontrent que l'association de l'allaitement maternel et du lait stérilisé à domicile est une très heureuse application de l'allaitement mixte; si la surveillance de la stérilisation à domicile est complète, on voit les nouveaunés augmenter régulièrement de poids chaque jour; ces faits sont d'autant plus intéressants qu'ils ont trait à des nouveau-nés, c'est-à-dire à des enfants qui n'ont le plus souvent qu'un mois; ils confirment et justifient la manière de procéder du Dr Budin, qui obtient à la consultation externe des nourrissons, à la Charité tout d'abord, et à la Maternité actuellement, les très beaux résultats qu'il a communiqués à l'Académie de médecine.

Je crois néanmoins que la *Pasteurisation du lait faite à domicile* donnera les mêmes résultats en présentant l'avantage de simplifier l'opération qui est beaucoup plus rapide que la stérilisation du lait, et qui n'apporte aucune modification dans l'organisation du lait qui ne présente pas le goût de cuit; c'est du reste, pour le dire en passant, un sujet sur lequel je me propose de revenir une autre fois.

Quiconque a l'habitude de diriger l'allaitement mixte des nouveau-nés a pu observer qu'un certain nombre d'entre eux supportent mal le lait stérilisé, sans que, je crois, on puisse à l'heure actuelle donner une explication exacte du fait; pour ma part, la plus plausible me paraît résulter de la trop grande richesse du lait de vache en caséine, car ces cas se produisent surtout au début de l'usage du lait stérilisé, et particulièrement chez les nouveau-nés dont le poids est inférieur à 4 kilogs; ce sont ces cas particuliers qui ont attiré mon attention et m'ont déterminé à recourir à l'usage du lait maternisé substitué au lait stérilisé.

3° Enfants mis à l'allaitement mixte, lait de la mère et lait maternisé.

Dans un certain nombre de cas, ce n'est qu'après avoir obtenu des résultats médiocres par l'association du lait de la mère avec le lait stérilisé, que je substituais le lait maternisé; dans d'autres, je procédais à l'allaitement mixte en adjoignant d'emblée au lait de la mère du lait maternisé; les premiers cas sont extrêmement intéressants, car ils démontrent que parfois il y a avantage et même nécessité à supprimer le lait stérilisé pour le remplacer par le lait maternisé; je rapporte ici 13 graphiques où ce fait est bien mis en évidence, tout en remarquant que dans le dernier, l'enfant prit du *lait bouilli* 3 jours, pendant lesquels on manquait de lait maternisé; à la suite de l'ingestion de ce lait bouilli, pris de gastro-entérite infectieuse, qui nécessita des lavages de l'intestin, il fut mis exclusivement au sein d'une nourrice pendant 5 jours, au bout desquels il fut remis au lait maternisé en augmentant de 50 grammes par jour.

ALIMENTATION MIXTE : LAIT STÉRILISÉ, PUIS LAIT MATERNISÉ

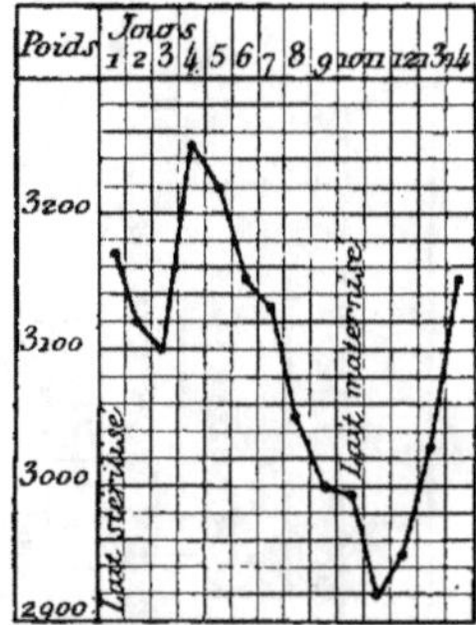

Fig. 1. — Mode d'alimentation : Mixte.
Lait stérilisé, puis lait maternisé.
Poids initial... 3.175 gr.
— de sortie. 3.150 »

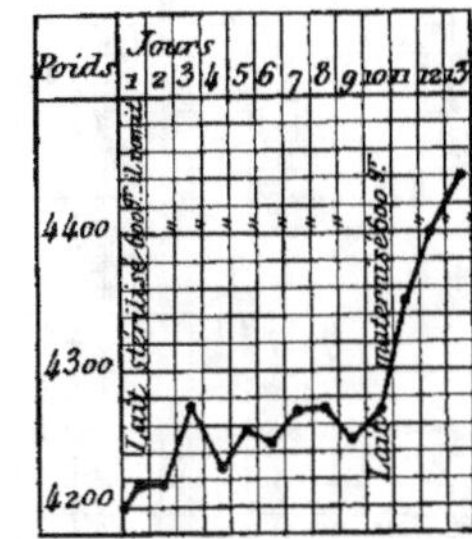

Fig. 2. — Alimentation mixte : Lait
stérilisé, puis lait maternisé.
Poids initial... 4.200 gr.
— de sortie. 4.440 »

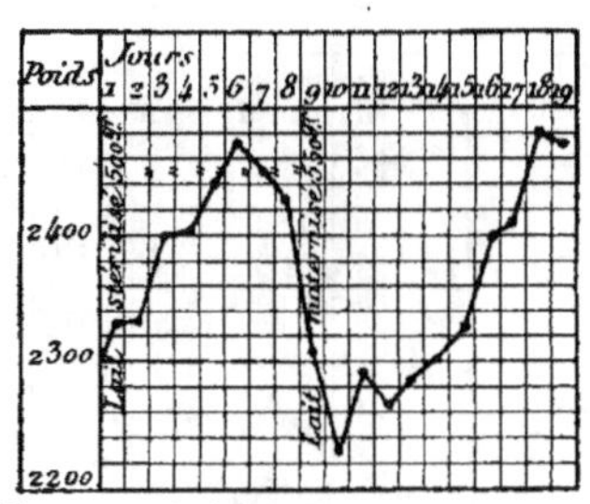

Fig. 3. — Quit..., alimentation mixte :
Lait stérilisé, puis lait maternisé.
Poids initial.... 1.300 gr.
— de sortie. 2.475 »

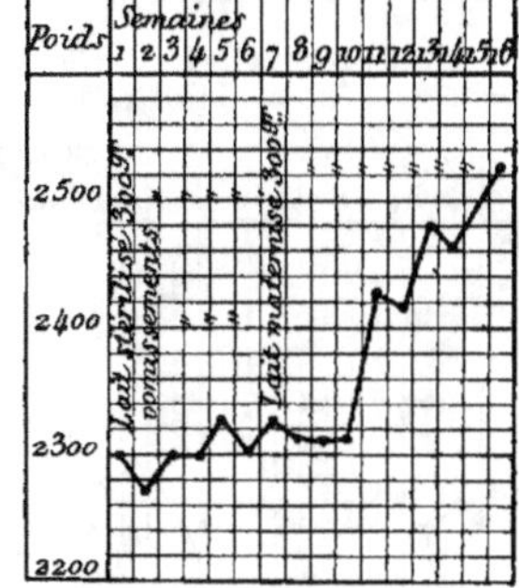

Fig. 4. — Ch..., allaitement mixte :
Lait stérilisé, puis lait maternisé.
Poids initial... 2.300 gr.
— de sortie. 2.525 »

Dans ces quatre premiers graphiques, on voit que le lait maternisé, remplaçant le lait stérilisé suivant des quantités semblables, a eu pour résultat de relever immédiatement les augmentations de poids de chaque enfant; dans les tableaux 1 et 3 les enfants avaient perdu plus de 200 grammes en quelques jours ; aussitôt mis au lait maternisé et en continuant de prendre le sein de la mère, l'augmentation quotidienne a été des plus satisfaisantes; dans les tableaux 2 et 4, il n'y eut pas de diminution, mais le poids resta stationnaire pendant 8 et 10 jours, pour s'élever de près de 30 grammes en moyenne, chaque jour, dès que le lait stérilisé fut remplacé par le lait maternisé donné en même quantité dans les 24 heures.

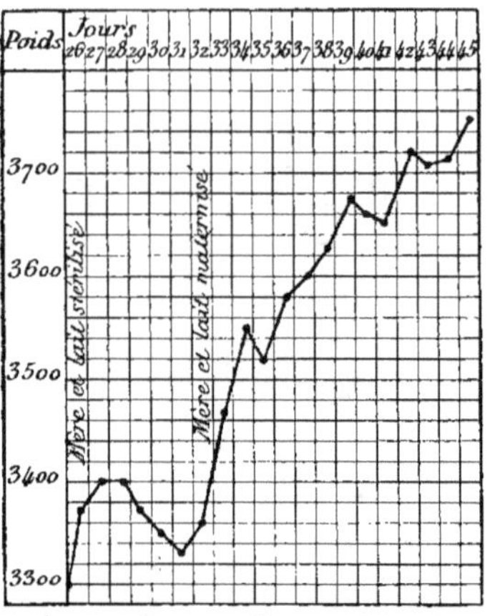

Fig. 5. — Leg..., alimentation mixte :
Lait stérilisé, puis lait maternisé.

Poids initial....   3.300 gr.
  —   de sortie.   3.750   »

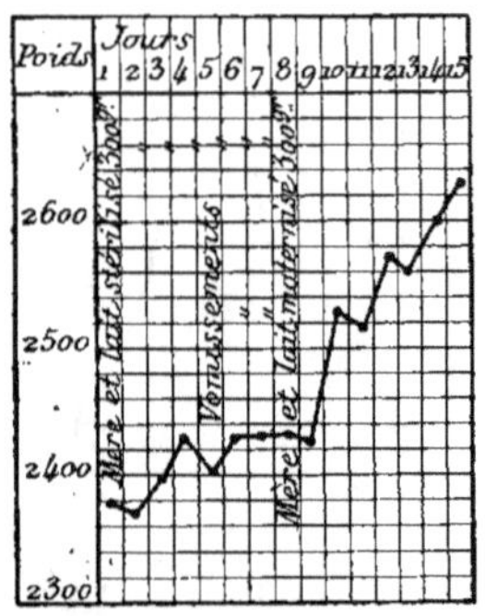

Fig. 6. — Ch..., alimentation
  mixte : Lait stérilisé, puis
  lait maternisé.
Poids initial....   2.380 gr.
  —   de sortie..   2.630   »

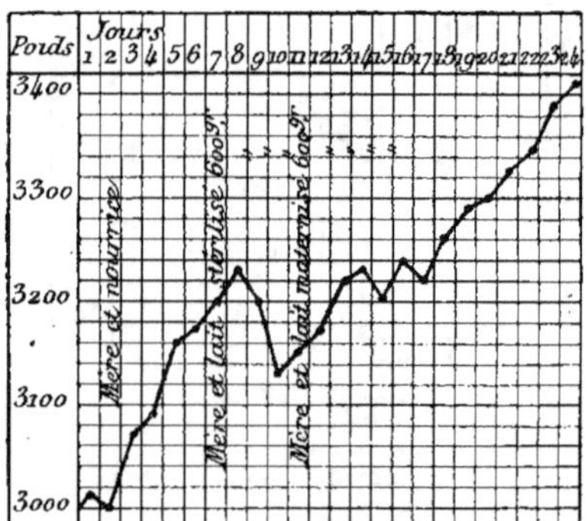

Fig. 7. — Sol..., alimentation mixte :
Lait stérilisé, puis lait maternisé.

Poids initial....   2.900 gr.
  —   de sortie..   3.375   »

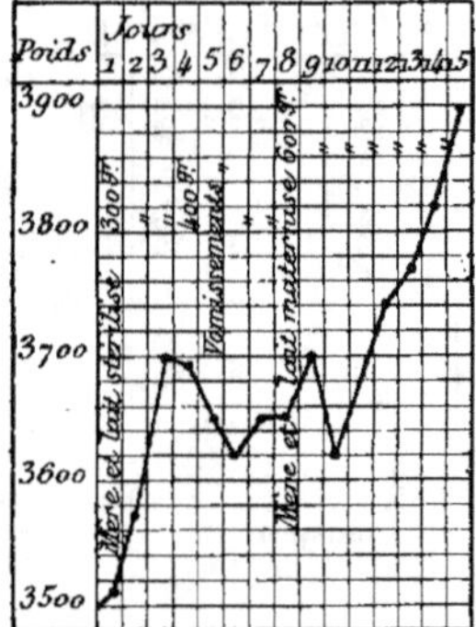

Fig. 8. — G..., alimentation
  mixte : Lait stérilisé, puis
  lait maternisé.
Poids initial....   3.500 gr.
  —   de sortie..   3.910   »

Les tableaux 5, 6, 7 et 8 sont aussi démonstratifs que les pré-
cédents au point de vue des avantages obtenus par le lait maternisé remplaçant le lait stérilisé : non seulement par le fait de ce
changement dans le mode d'alimentation, les pesées quotidiennes
devinrent très satifaisantes, mais les digestions furent du même
coup heureusement modifiées, puisque dans deux cas (n^cs 6 et 8)
les vomissements cessèrent, soit qu'on donnât la même quantité de

lait maternisé, soit même que cette quantité fût supérieure (N° 8),
de sorte qu'il est impossible d'attribuer les vomissements se pro-
duisant avec le lait stérilisé à une trop grande quantité de lait
ingéré.

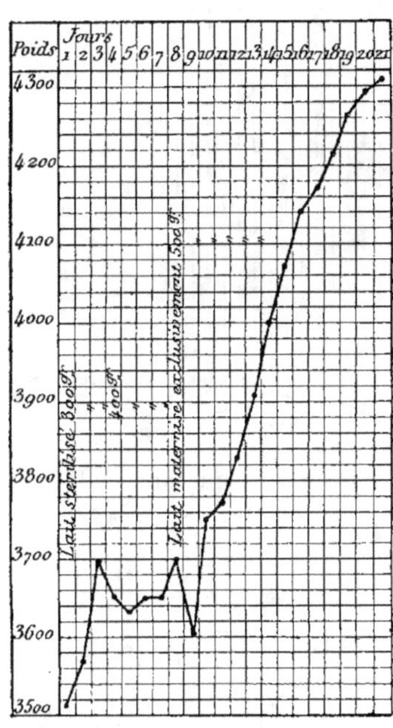

Fig. 9. — Guc.... alimentation mixte :
Lait stérilisé, puis lait maternisé.
Poids initial... 3.500 gr.
— de sortie. 4.330 »

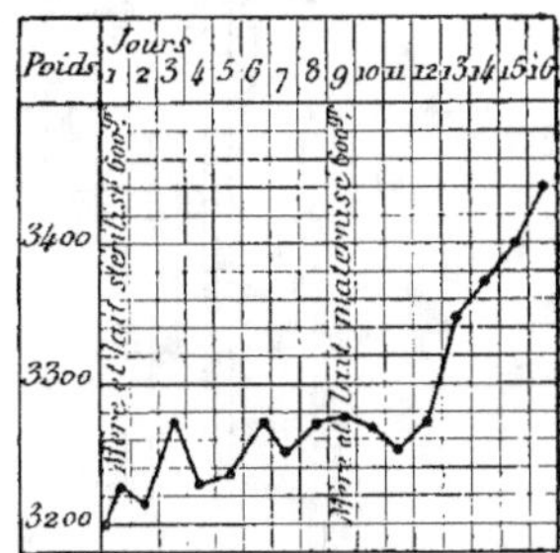

Fig. 10. — B..., alimentation
mixte : Lait stérilisé, puis lait
maternisé.
Poids initial... 3.200 gr.
— de sortie. 3.440 »

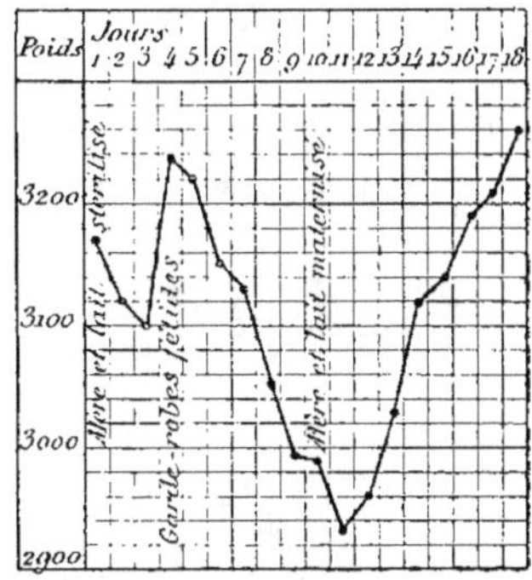

Fig. 11. — Ju..., alimentation
mixte : Lait stérilisé, puis lait
maternisé.
Poids initial... 3.175 gr.
— de sortie. 3.260 »

La lecture des graphiques 9, 10 et 11 est tout aussi instructive,
puisqu'elle fait constater pour l'enfant du n° 9 une augmentation
de 700 grammes en 11 jours en ajoutant au lait fourni par le sein
de la mère 600 grammes de lait maternisé dans les 24 heures ;
quant à l'enfant du n° 11, il fut pris, à la suite de l'ingestion du lait
stérilisé, d'entérite infectieuse (diarrhée, garde-robes fétides) et
perdit 300 grammes en 5 jours ; la mère continuant à lui donner
le sein, le lait stérilisé fut alors remplacé par le lait maternisé qui

donna, à partir de ce jour, une augmentation de 300 grammes en
7 jours. Enfin les deux derniers graphiques nous paraissent tout

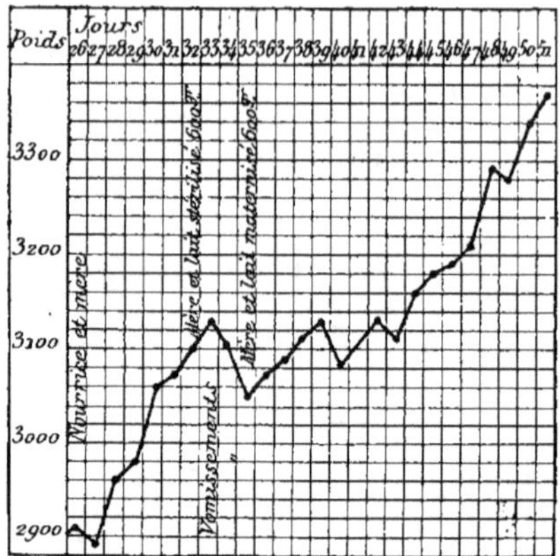

Fig. 12. — Alimentation mixte : Lait stérilisé, puis lait maternisé.
Poids initial........... 2.900 gr.
— de sortie........ 3.380 »

aussi concluants au point de vue des avantages que nous a donnés
dans ces cas particuliers l'usage du lait maternisé substitué au

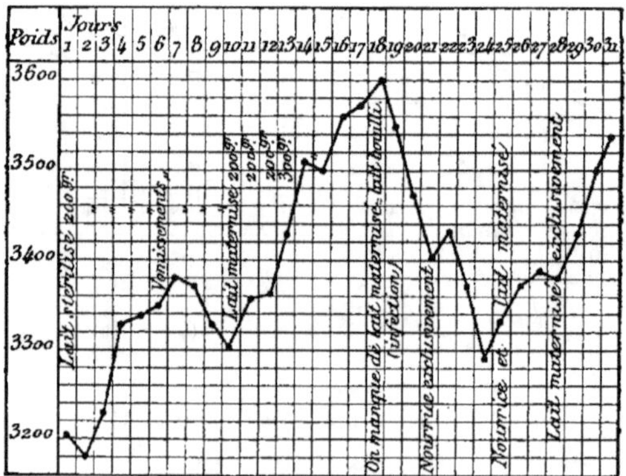

Fig. 13. — Horv..., alimentation mixte : Lait stérilisé, puis lait maternisé.
Poids initial........... 2.200 gr.
— de sortie........ 3.340 »

lait stérilisé ; le n° 13 est particulièrement intéressant en ce qu'il
montre que l'enfant allaité par sa mère et prenant chaque jour
200 grammes de lait stérilisé fut pris de vomissements le 7e jour ;

au bout de 3 jours, après une perte totale de plus de 60 grammes, les vomissements continuant, il fut mis au lait maternisé à la dose également de 200 grammes dans les 24 heures ; les vomissements cessèrent et l'enfant augmenta de 200 grammes en 8 jours ; à ce moment, le lait maternisé manquant, il fut remplacé *par du lait bouilli* qui amena rapidement de l'infection intestinale, au point de lui faire perdre 300 grammes en 6 jours ; en raison de son état grave, il fut mis exclusivement au sein d'une nourrice pendant 13 jours ; la guérison fut rapide, puisque, au bout de 7 jours, il put être alimenté exclusivement au lait maternisé, qui donna de très bons résultats jusqu'au moment de la sortie de l'enfant.

Il résulte de ces graphiques que, depuis que je poursuis ce sujet d'études, 13 fois le lait maternisé dut être substitué au lait stérilisé, qui ne donnait pas de résultats satisfaisants, et j'appelle tout particulièrement l'attention du lecteur sur les feuilles de poids des enfants. Ch. Guer, Quit et Horv.

ALIMENTATION MIXTE : LAIT MATERNISE, PUIS LAIT STÉRILISÉ

Je dois ajouter pour rester dans la vérité que inversement dans quelques cas (7 fois) j'ai dû substituer au lait maternisé le lait

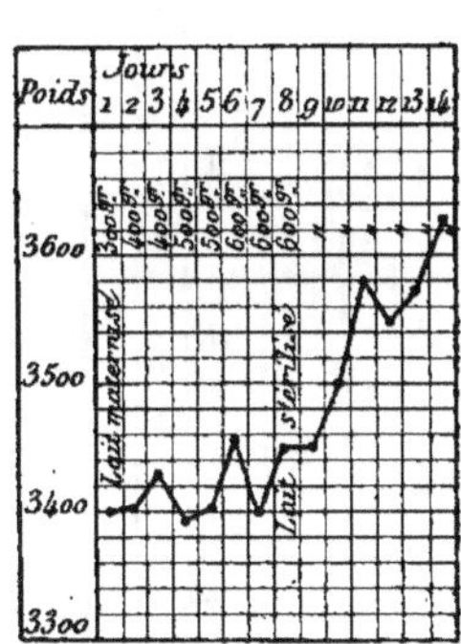

Fig. 14. — Bur.... alimentation mixte : Lait maternisé, puis lait stérilisé.
Poids initial..... 3.400 gr.
— de sortie... 3.625 »

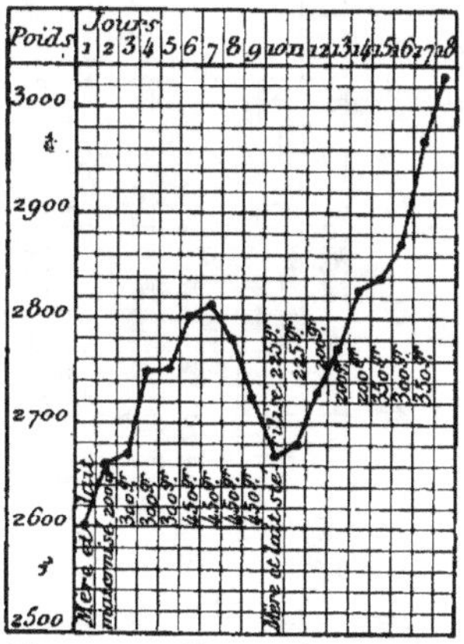

Fig. 15. — Trs..., alimentation mixte : Lait maternisé, puis lait stérilisé.
Poids initial.... 2.600 gr.
— de sortie. 3.025 »

stérilisé pour obtenir des augmentations de poids suffisantes ; il est encore impossible d'expliquer ces variations, et de déterminer

les conditions particulières et spéciales qui font que tel nouveau-
né augmentera régulièrement de poids par l'usage du lait maternisé, tandis que tel autre profitera peu ou pas, et inversement si
l'on donne du lait stérilisé ; il y a là une question de tolérance et
d'assimilation variables suivant les sujets, ce qui démontre bien
l'intérêt de ces recherches. On sait du reste que ce fait se présente
avec des nourrices qui ont cependant beaucoup de lait ; il suffit
dans ces cas de changer la nourrrice pour voir le nouveau-né
augmenter de poids, sans qu'il prenne avec cette nouvelle nourrice plus de lait dans les 24 heures.

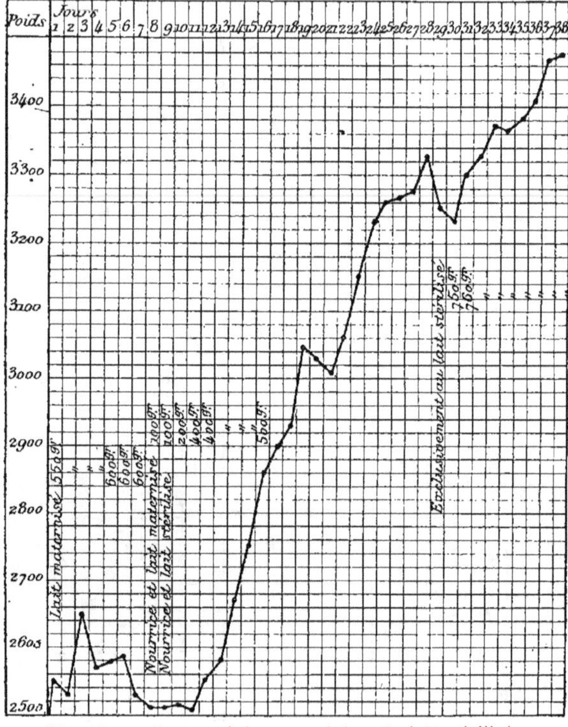

Fig. 16. — Bour..., lait maternisé, puis lait stérilisé.
Poids initial........ 2.500 gr.
  — de sortie...... 3.475 »

Du reste il y a longtemps que le docteur Budin a appelé l'attention sur les effets de la quantité de lait ingéré dans les 24 heures ;
il a montré que si cette quantité était trop considérable, l'enfant

n'augmentait pas ou même diminuait; c'est en *réduisant alors la quantité de lait ingéré* que l'enfant reprenait sa marche ascendante; on voit combien la question est délicate et complexe; la quantité n'est donc pas tout, il y a surtout la question de l'assimilation.

Je rapporte ici trois graphiques où dans des allaitements mixtes le lait stérilisé dut être substitué au lait maternisé.

En dehors de ces faits où le lait maternisé fut substitué avec avantage au lait stérilisé et vice versa, il y a encore les cas plus nombreux où il n'y eut aucune substitution, le lait maternisé associé au sein de la mère réussissant de suite très bien à l'enfant; ces faits sont au nombre de 14 dans lesquels chaque enfant prenait, avec le sein de la mère, 600 grammes de lait maternisé au moins chaque jour; dans 10 de ces cas, les enfants n'ont présenté à aucun moment le moindre trouble digestif.

4° Enfants mis à l'allaitement artificiel : lait stérilisé et lait maternisé.

Les enfants arrivant à l'asile Ledru-Rollin sont le plus rarement possible allaités exclusivement d'une façon artificielle; dans le plus grand nombre de cas, la mère leur donne le sein dans la mesure du possible; cependant parfois, son lait faisant totalement défaut, il faut recourir à l'allaitement artificiel exclusif; ces faits étaient particulièrement intéressants pour juger comparativement les effets et la valeur du lait stérilisé et du lait maternisé; malheureusement nos observations sont encore peu nombreuses, par la raison que l'allaitement artificiel exclusif est absolument à l'état d'exception pour les enfants confiés à nos soins, et que dans les cas où le lait maternisé ou le lait stérilisé ne réussit pas, l'enfant est mis au sein d'une nourrice plus ou moins longtemps; enfin, dans ces cas d'allaitement artificiel exclusif, lorsque l'usage du lait maternisé ou du lait stérilisé réussissait à l'enfant, je ne me suis pas cru autorisé à modifier son régime alimentaire, et à substituer dans un but expérimental un lait à un autre; je ne puis donc rapporter actuellement que les deux graphiques suivants qui ne permettent pas de juger cette question, mais de même que dans l'allaitement mixte le lait maternisé a dû être substitué, dans un certain nombre de cas, au lait stérilisé; de même je suis convaincu que dans l'allaitement artificiel le lait maternisé pourra remplacer avec avantage le lait stérilisé donné exclusivement.

ALLAITEMENT ARTIFICIEL : LAIT STÉRILISÉ, PUIS LAIT MATERNISÉ

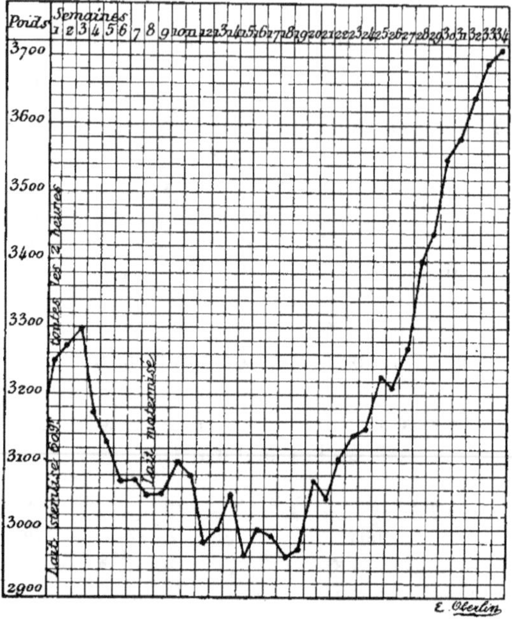

Fig. 17. — H..., allaitement artificiel : Lait stérilisé, puis lait maternisé.
Poids initial............ 3.200 gr.
— de sortie........ 3.750 »

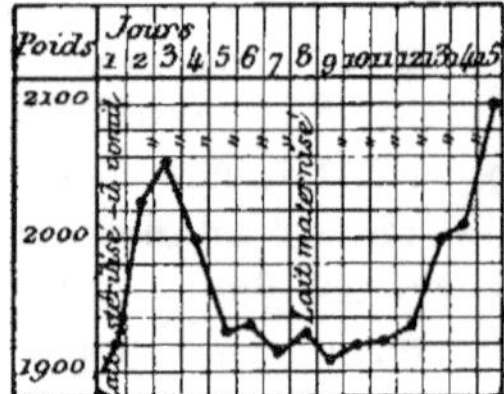

Fig. 18. — I..., allaitement artificiel : Lait stérilisé, puis lait maternisé.
Poids initial........... 1.900 gr.
— de sortie........ 2.100 »

5° Enfants mis exclusivement au lait maternisé.

S'il est impossible dans les cas d'allaitement artificiel de formuler les conditions où le lait maternisé devra remplacer le lait stérilisé et vice versa, il est plus facile de montrer par des pesées les résultats que peut donner l'usage exclusif *et prolongé* du lait maternisé ; ces faits sont d'autant plus intéressants que certains auteurs ont exprimé la crainte de ne pouvoir sans inconvénients ou sans dangers faire donner *exclusivement* et pendant un *temps prolongé* du lait maternisé aux nouveau-nés ; je rapporte ici les observations qui démontrent que des nouveau-nés mis exclusivement au

ALLAITEMENT ARTIFICIEL : LAIT MATERNISÉ-EXCLUSIVEMENT

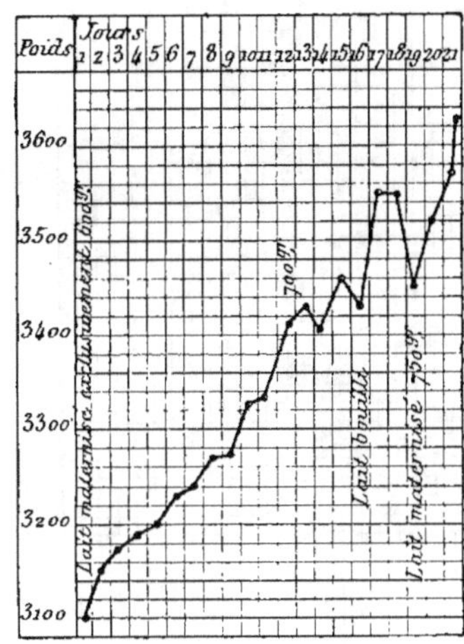

Fig. 19. — Lait maternisé exclusivement.

Poids initial....... 3.100 gr.
— de sortie.... 3.630 »

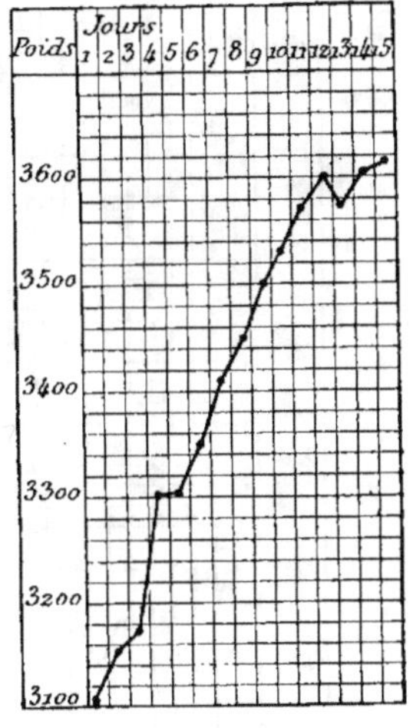

Fig. 20. — Lait maternisé exclusivement.

Poids initial.... 3.100 gr.
— de sortie. 3.600 »

lait maternisé pendant un temps qui a varié *de 14 jours à 4 mois* ont augmenté d'une façon remarquable, sans présenter à aucun moment le moindre trouble gastro-intestinal ; dans le dernier graphique, il s'agit de l'enfant d'une femme que le directeur des affaires municipales a bien voulu, sur ma demande, autoriser à rester en qualité de nourrice attachée à l'asile Ledru-Rollin pour donner le sein aux enfants débiles ou tombant malades ; dès le jour de son entrée, c'est-à-dire le 21 juillet 1895, cet enfant fut mis exclusivement au lait maternisé, sa mère devant subvenir aux besoins d'autres enfants ; à son entrée, il pesait 3.600 grammes, le 21 novembre, il pesait 6.500 grammes, et il faut tenir compte de deux arrêts ou chutes dans les augmentations de poids du fait de l'ingestion à deux reprises de lait bouilli ou de lait stérilisé

par suite du manque momentané de lait maternisé ; en effet, deux
fois, manquant de lait maternisé, l'enfant fut mis à l'usage du
lait bouilli ou du lait stérilisé ; prenant du lait bouilli à la dose de
1,050 grammes chaque jour, il diminua de 150 grammes par
jour, et je ne doute pas que si j'avais continué l'usage du lait

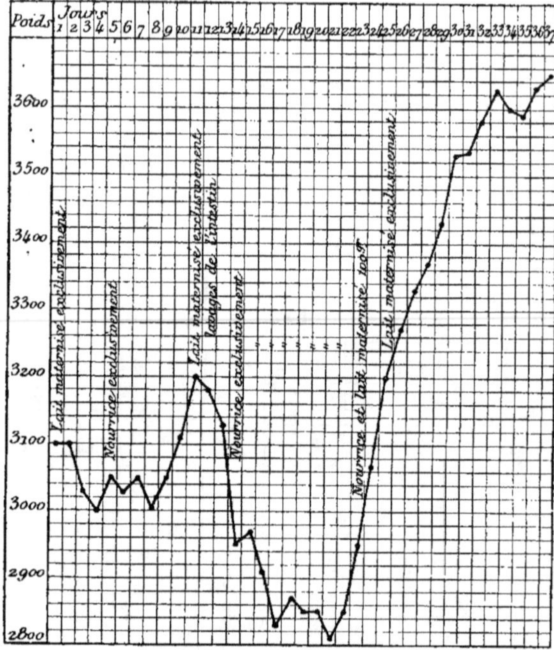

Fig. 21. — Lait maternisé et nourrice, mère tuberculeuse.
Poids initial.......... 3.100 gr.
— de sortie........ 3.620 »

bouilli, je l'aurais vu rapidement mourir; remis le 4ᵉ jour au lait
maternisé, il reprit sa marche ascendante en augmentant de
100 grammes par jour, et pourtant la quantité de lait maternisé
digéré dans les 24 heures ne fut que de 980 grammes; enfin, la
seconde fois où on manquait de lait maternisé, on donna pendant
6 jours du lait stérilisé à la dose de 900 grammes dans les
24 heures ; l'augmentation de poids ne fut alors que de 25 grammes
pour ces 6 jours, pour reprendre le taux de 30 grammes par
jour dès qu'on revint à l'usage du lait maternisé, donné en même
quantité.

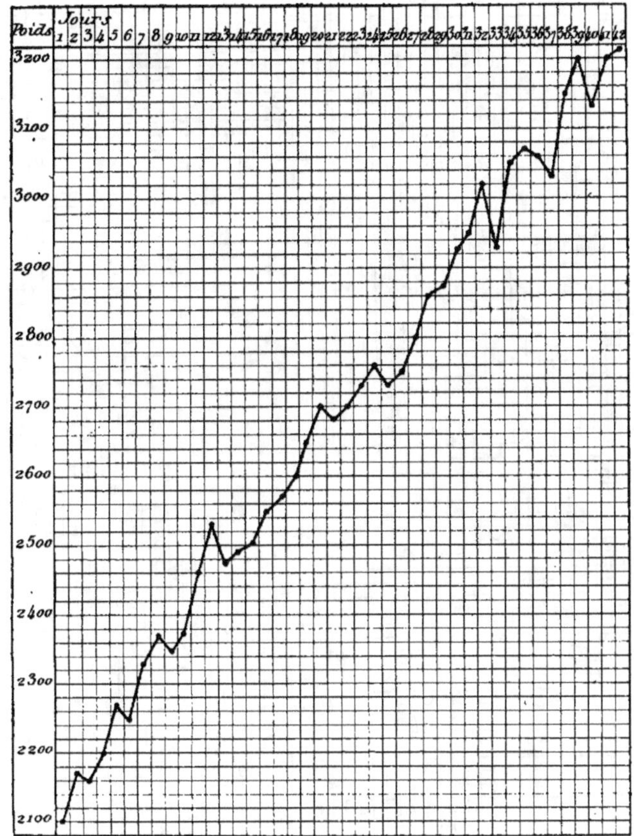

Fig. 22. — Lait maternisé exclusivement.
Poids initial.......... .. 2.100 gr.
— de sortie.......... 3.220 »

Ce graphique est particulièrement intéressant en ce qu'il montre les bons résultats obtenus par l'usage exclusif du lait maternisé chez *un enfant né avant terme*, et chez lequel l'augmentation de poids quotidienne a été remarquable pendant les 12 jours de sa présence à l'asile.

Ces faits m'ont paru trop intéressants pour ne pas être rapportés, et sans vouloir tirer des conclusions fermes ou définitives, je puis bien dire qu'ils viennent confirmer ma première opinion déjà exprimée il y a un an, à savoir que le lait maternisé rend de grands

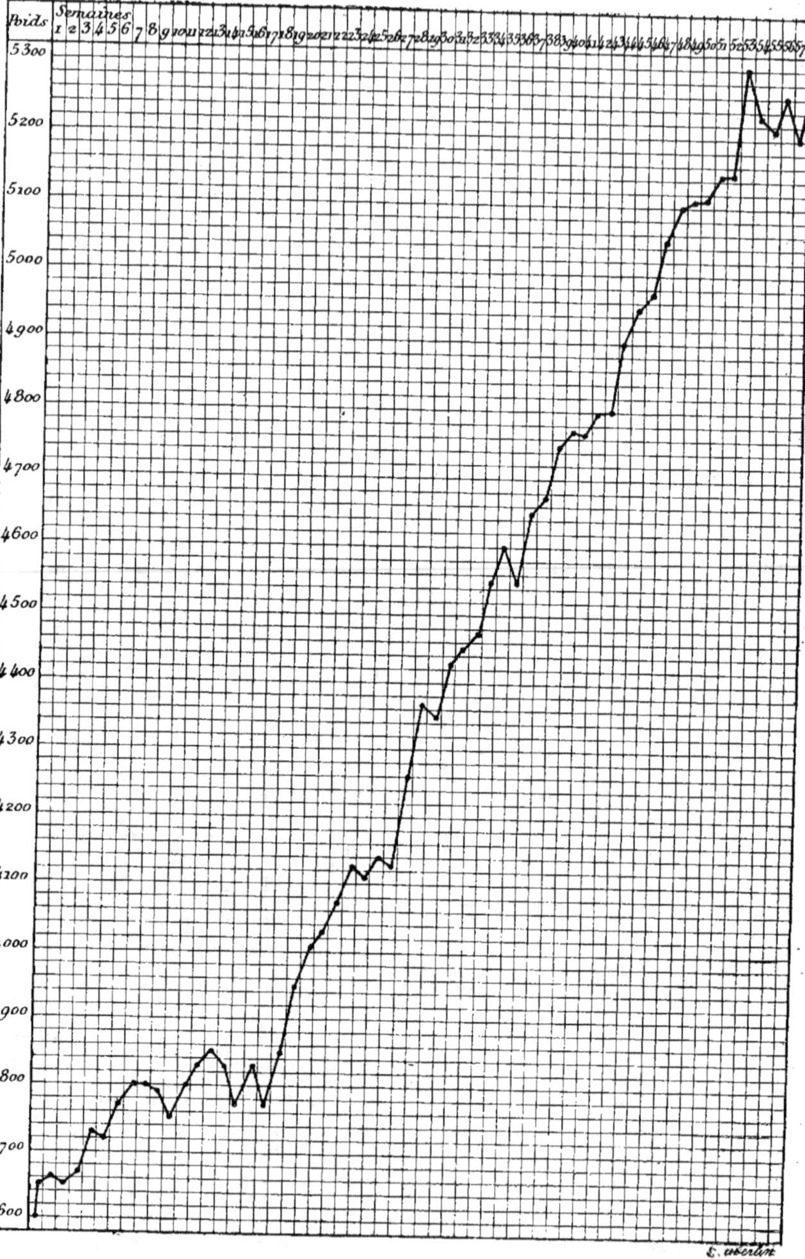

Fig. 23. — Alimentation artifi
Poids initial....
— de sortie.,

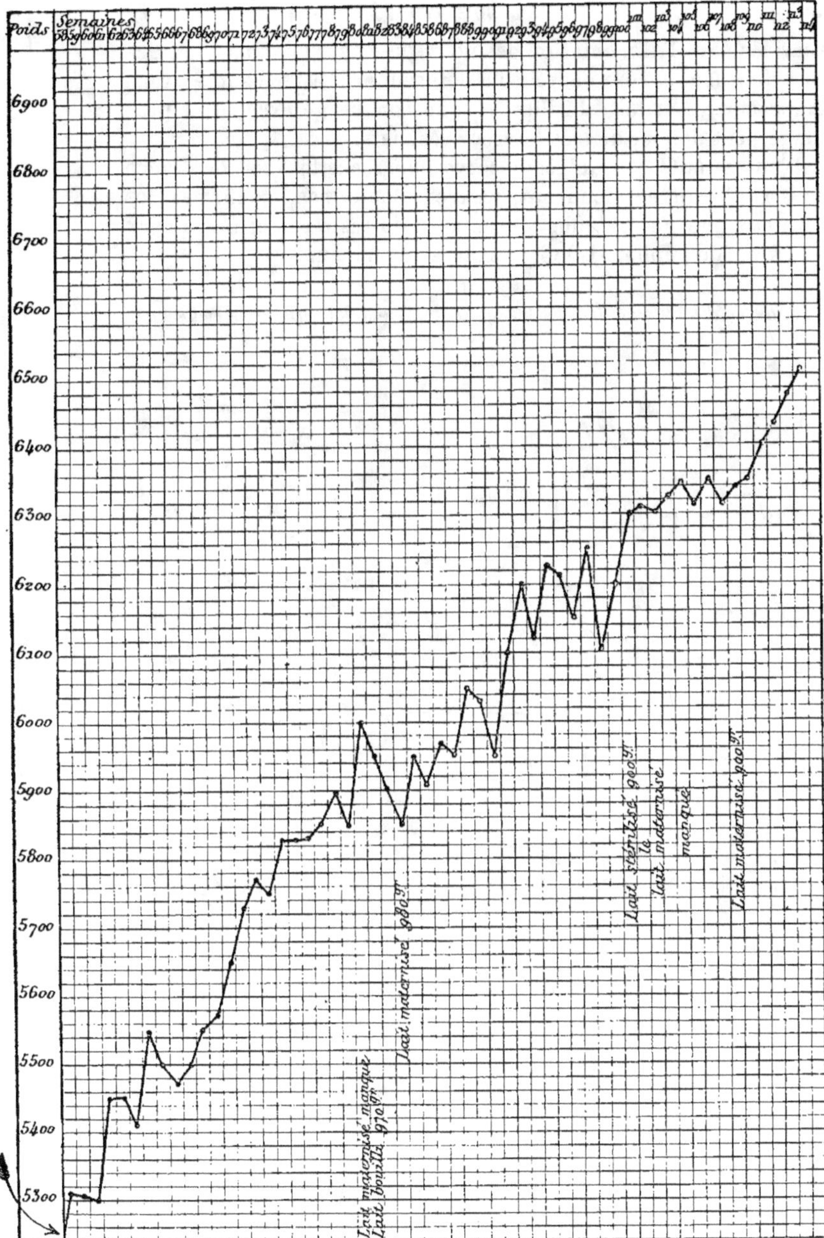

ciclle · lait maternisé exclusivement.
...   3.600 gr.
...   6.510   »

services dans l'alimentation des nouveau-nés, que dans bien des cas, qu'il faut encore chercher à déterminer, il est substitué avantageusement au lait stérilisé, et que son usage exclusif et prolongé peut donner de très heureux résultats.

D'autres faits et d'autres observations recueillies soit en France soit à l'Étranger viendront, je n'en doute pas, confirmer les résultats que j'ai obtenus, et qui sont du reste conformes à ceux que vient de publier (1) le P. Gærtner, de Vienne.

(1) *Ueber die Erfolge der Fettmilch.-Ernæhrung bei gesunden Sæuglingen.*

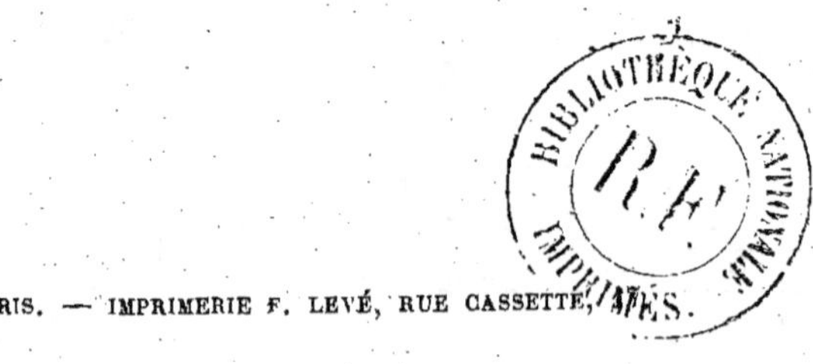

9 782014 103861